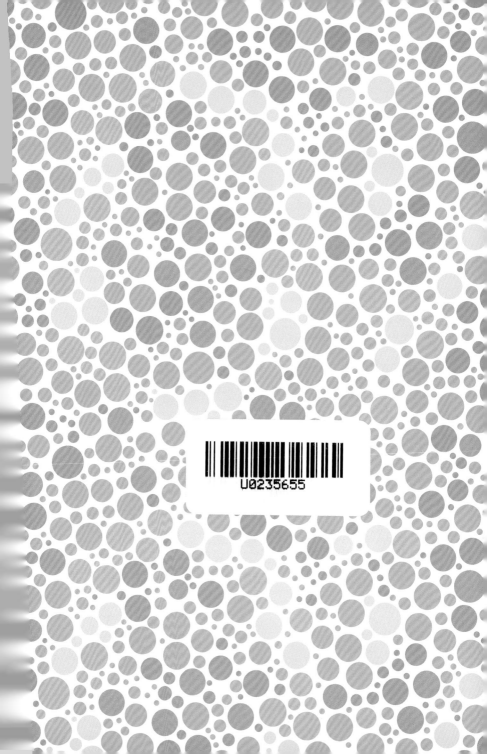

U0235655

枯燥的医学知识看不懂？

复杂的眼睛问题不明白？

E+E 学院倾情推出

漫画眼睛系列之《眼睛问题早知道》

让医学也可以很有趣儿

可爱的漫画＋通俗易懂的解释

让你轻松了解你的眼睛

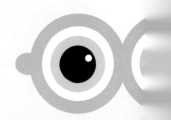

漫画眼睛系列

眼睛问题
早知道

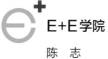
E+E 学院

陈　志
马　轶　　著
Penny Chao

人民卫生出版社

图书在版编目（CIP）数据

眼睛问题早知道 / 陈志，马轶，赵珮吟著 .—北京：
人民卫生出版社，2018
（漫画眼睛系列）
ISBN 978-7-117-27003-8

Ⅰ.①眼… Ⅱ.①陈… ②马… ③赵… Ⅲ.①视力保
护 – 普及读物 Ⅳ.①R77-49

中国版本图书馆 CIP 数据核字（2018）第 134271 号

| 人卫智网 | www.ipmph.com | 医学教育、学术、考试、健康，购书智慧智能综合服务平台 |
| 人卫官网 | www.pmph.com | 人卫官方资讯发布平台 |

眼睛问题早知道（漫画眼睛系列）

著　　者：陈　志　马　轶　Penny Chao
出版发行：人民卫生出版社（中继线 010-59780011）
地　　址：北京市朝阳区潘家园南里 19 号
邮　　编：100021
E - mail：pmph @ pmph.com
购书热线：010-59787592　010-59787584　010-65264830
印　　刷：北京顶佳世纪印刷有限公司
经　　销：新华书店
开　　本：889×1194　1/32　印张：5.5
字　　数：76 千字
版　　次：2018 年 11 月第 1 版　2020 年 8 月第 1 版第 5 次印刷
标准书号：ISBN 978-7-117-27003-8
定　　价：42.00 元

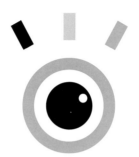

e+ **E+E 学院**

E+E 学院
眼视光全行业
行业教育 / 大众科普

E+E 学院——眼视光全行业超活跃的行业教育、大众
科普平台，由温州医科大学附属眼视光医院和明月镜片
共同发起的在线学习分享平台。

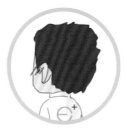

陈志

复旦大学附属
眼耳鼻喉科医院

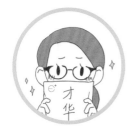

马轶

E+E 学院

赵珮吟
Penny Chao

明月镜片，神秘大美工

序

科普是一件有益的事情。科学的东西需要传播，科学的东西需要普及，如何把科学家的发现、技术专家的发明让广大人民群众了解、熟悉并且能听得懂、学得会、用得上，是科普的使命。因此，科普也是一件不容易的事情。只有深入，才能浅出，只有把科学的知识、要领深刻领会了，才能"翻译"成大家都听得懂的话。很欣慰，E+E学院及本书的作者们，既有这样的使命感，又有这样的专业功底。

精品书不易，精品科普书更不易。精品科普，还是一件很有时代感的事情。不单纯为了科普而科普，还要把时代的新元素植入科普，让科普也能时尚起来，成为精彩生活的一部分。本书年轻的作者们，在这本书中尝试把互联网元素、自媒体风格、动漫概念融入科普读物中，期待能带给读者不一样的惊喜。

温州医科大学附属眼视光医院

陈　浩

2018 年 10 月

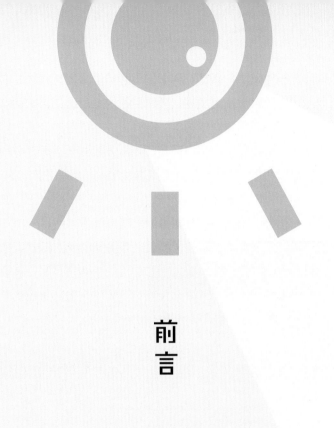

前言

在今天的中国，有超过5亿多的人群，都有着不同程度的眼睛屈光问题。近视的低龄化问题、斜视弱视儿童被忽略的视觉问题等更是日益突出。但大众对于关于"眼睛"方面的问题，普遍缺乏科学的常识和健康的意识，大家都知道"一天要刷2次牙"，却不知道"孩子一年要检查2次眼睛"。我们在视光学临床工作中，也常常会碰到"远视就是老花了""近视就是电脑看多了""到底是散光还是闪光"之类的误解。

如何让大众更多地了解关于眼睛的科学知识，正确客观地去爱眼护眼，是我们"E加E"平台编写这本科普书的初衷。在科普的表达上，融入更加有趣儿、可爱生动的漫画，让科普变成一件好玩儿的，浅显易懂的事，则是我们"E加E"平台创作这本书的意义。本书包含了主要的眼睛视光问题：近视、远视、斜视、弱视、老花等，科普漫画的形式更适合于青少年儿童去阅读和理解。希望本书能够提升大众的眼健康意识，让大家一起来关注我们的视觉健康！

作为本系列漫画的主要策划人，也是首次尝试将"眼睛"这个小而重要的器官科普到大众的视野。由于书页篇幅有限，不周全的知识点可移步平台公众号继续阅读，望读者谅解。特别感谢本书的作者陈志博士及 Penny Chao，他们为本书的内容呈现和脚本转化付出了巨大的努力。同时感谢每一位翻阅过本书的人们。

E加E——眼视光全行业教育/科普平台

马　轶

2018年7月

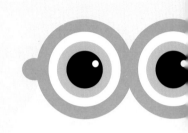

目录

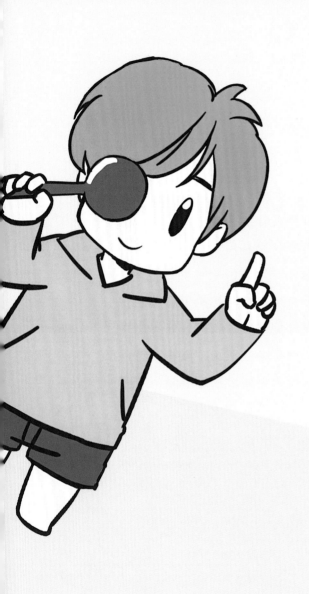

第 1 篇

人一生眼睛的变化

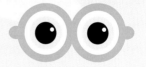

你知道吗？在人的一生中，
眼睛都在不断变化……

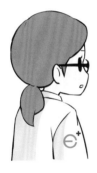

胎儿期：

胎儿在第 28 周时，

会开始因为光的刺激而

闭眼或凝视。

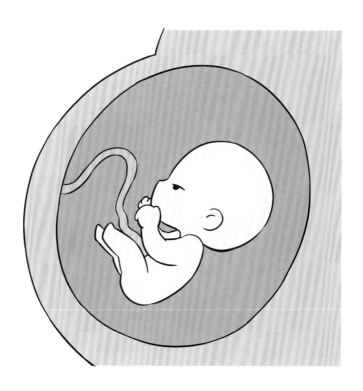

出生时：

绝大部分的眼睛都是"远视眼"，

新生儿眼睛小，眼轴短，

视线焦点在视网膜后。

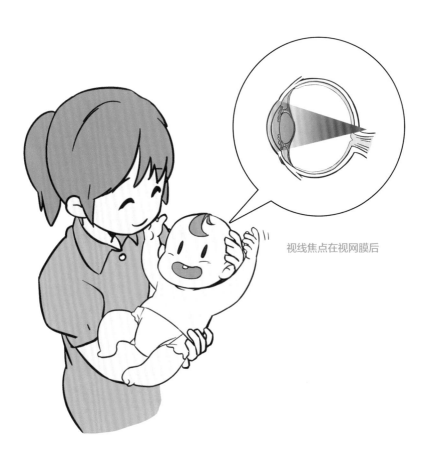

视线焦点在视网膜后

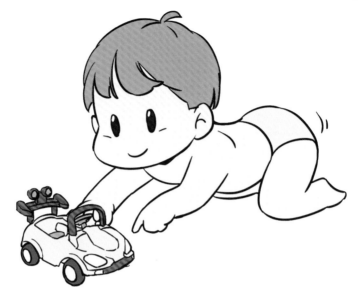

3 个月：

出生后 3 个月左右，

开始出现"固视"的能力，

眼睛会随着物体移动。

3~4 周岁：

孩童 3~4 周岁时，

视力已经发育到 0.6 左右，

教会小朋友认识视力表，

就可以开始第一次的眼部检查啦。

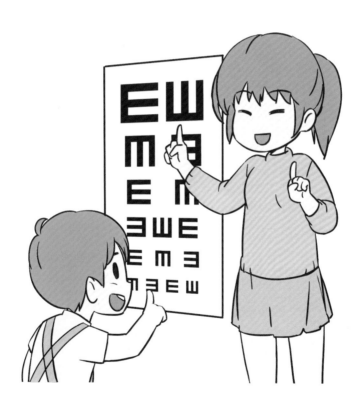

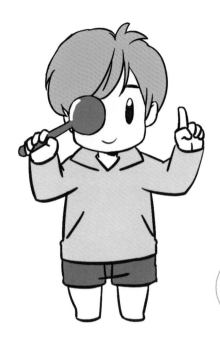

散光、弱视等问题, 6 周岁一定要重视啦! 错过了 3 岁, 不能再错过 6 岁了!

6 周岁:

孩童到 6 周岁左右,

视力基本发育到 1.0,

就已经可以完全查出眼部屈光

的问题啦。

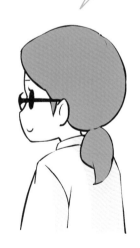

少年儿童期：

随着个子的长高，眼睛会"变长"，

这时候眼睛会慢慢从"远视眼"

变成"正视"状态哦。

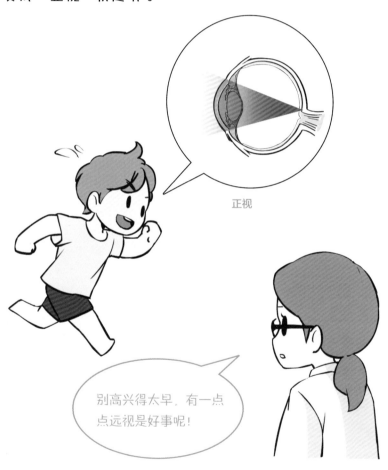

正视

别高兴得太早，有一点
点远视是好事呢！

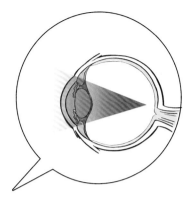

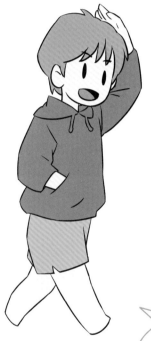

个子增高的过程中，

大部分同学的眼睛也继续长大，

眼轴也继续变长，这时候，

"正视"又逐渐开始"近视"了。

不是我的问题，是"发育"的问题哦！

成年（18 周岁以上）：

个子不长了，眼轴发育也基本停止了，

这时候近视度数就不再明显变化了。

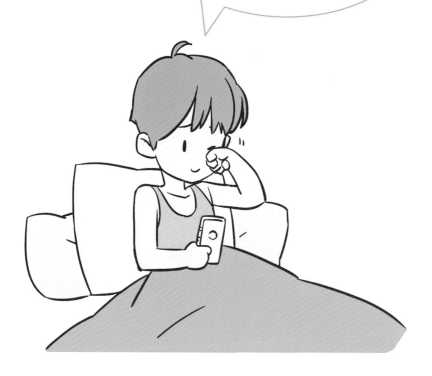

但这不意味着就可以乱用眼、躲在被子里看手机哦，因为其他的眼病有可能会找上你呢。

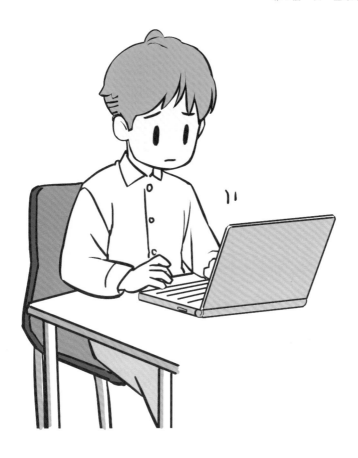

20~30 周岁的青年期：

这段时间眼睛度数比较稳定。

青年期后的中年期，

眼睛就迎来了晶状体弹性降低，

大约在 40 来岁的时候，

每个人都会出现 "老花" 咯！

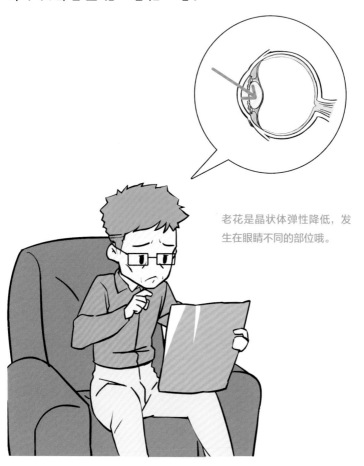

老花是晶状体弹性降低，发生在眼睛不同的部位哦。

这就是从出生到老年，
很多人几乎都会经过的：
远视、正视、近视、
老花的过程哦！

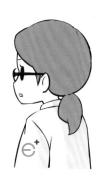

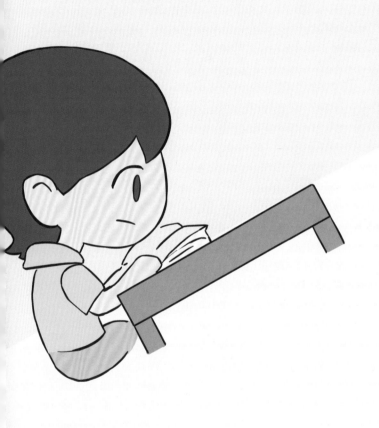

第 2 篇

为什么我家娃会近视?

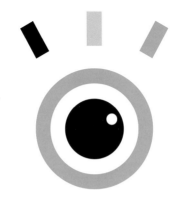

近视的遗传因素

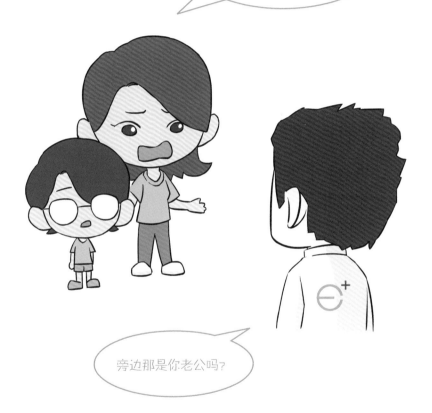

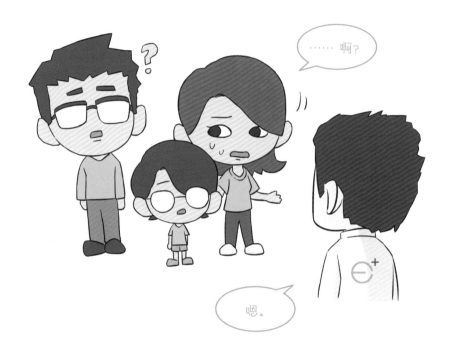

龙生龙，凤生凤，

老鼠的孩子会打洞。

已有活生生的例子告诉我们：

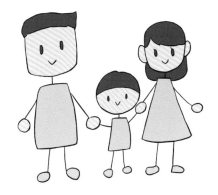

和没有近视父母的

孩子相比……

父母单方近视的孩

子，发生近视几率

高 2.1 倍。

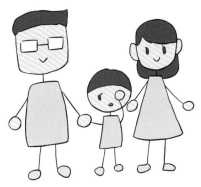

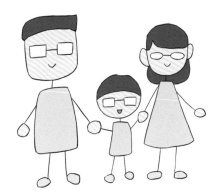

而父母双方都近视

的孩子，几率就增

长到了 4.9 倍。

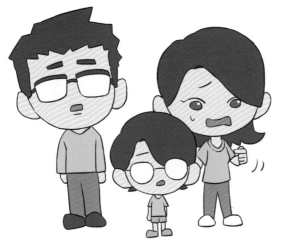

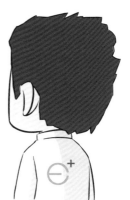

陈医生读完博士都不近视，

你小学毕业就近视，

说明你就是比较容易近视。

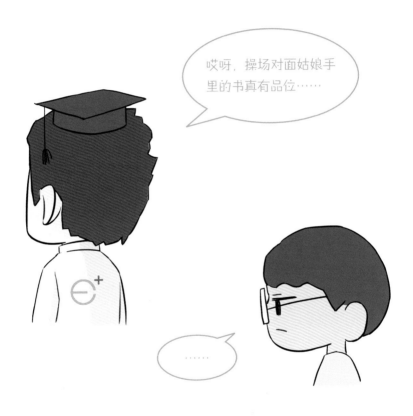

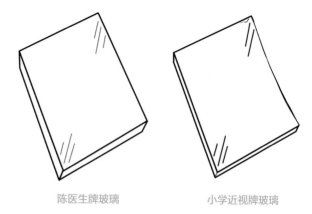

陈医生牌玻璃　　　　　　　　　小学近视牌玻璃

可以这么理解：我们同样是一块玻璃，

你比较薄而脆弱，我比较厚而坚韧。

在不遇到外力的情况下，我们都相安一辈子。

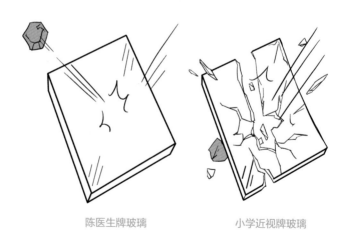

陈医生牌玻璃　　　　　　　　　小学近视牌玻璃

但如果遇到比较强悍的外力

（比如被一块石头砸中），

你就比我易碎，这就是"遗传易感性"。

玻璃的这个"厚度"，

多数都是由父母的"厚度"决定，

少数为基因突变。

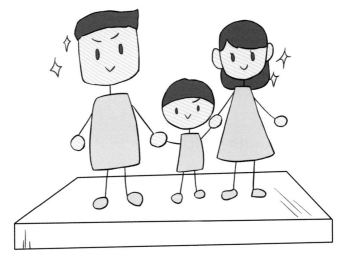

爸妈眼睛好，孩子"玻璃"厚！

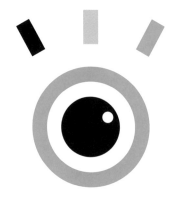

近视的环境因素

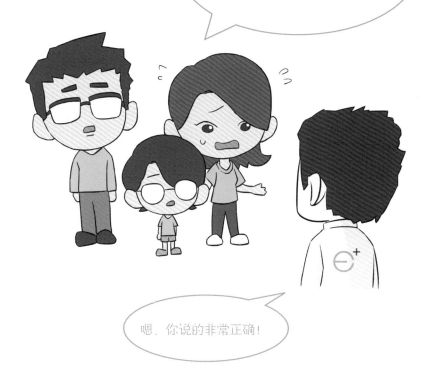

025

目前近视研究的主要目标，

不是研究怎样让玻璃变得更厚，

而是要找到那块"石头"，

并且避免被它砸中。

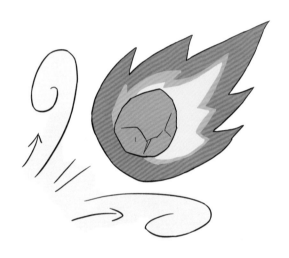

或者，如果它是一块陨石，

至少在它砸向地面前，

用超厚大气层缓冲它燃烧它，

使它的冲击力一小再小。

这块"石头"，其实就是室内封闭环

境下的近距离工作。

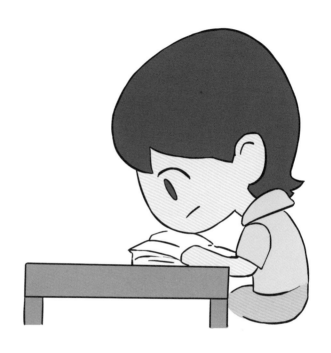

两个关键词：室内，近距离工作。

学龄前儿童如果每日持续阅读时间超过 2 小时，

近视发病几率增加 2.16 倍。

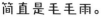

这就是近距离工作的杀伤力，

然而这种杀伤力和缺乏户外活动比起来，

简直是毛毛雨。

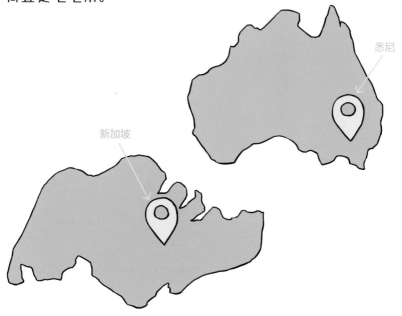

在一项关于悉尼和新加坡华人儿童

（基因背景相似）的近视患病率对比

研究中，研究人员发现，

在悉尼的 6 岁华人儿童的近视患病率为 3.23%，

在新加坡的 6 岁华人儿童的近视患病率则为 29.14%，

几乎有 10 倍之差。

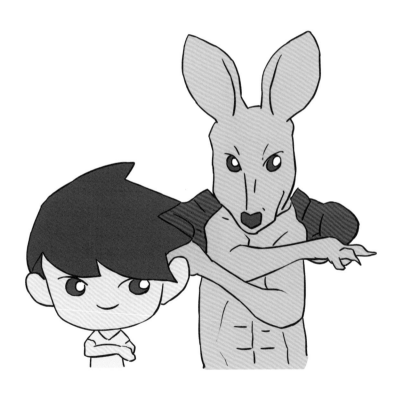

而这两个人群的最显著差别是，

前者每周户外活动时间达到 13.75 小时，

后者仅为 3.05 小时。

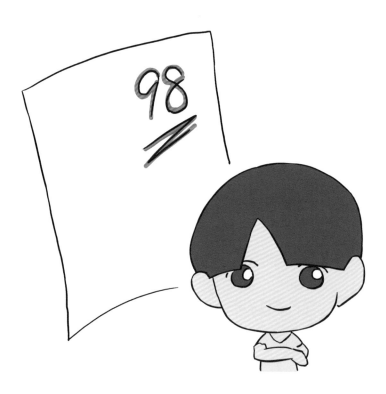

在基因背景普遍较脆弱的今天，

不能保证课间户外活动时间，

周末不去公园，无止境的手机、pad、作业、奥数，

无异于开启"流星雨"模式。

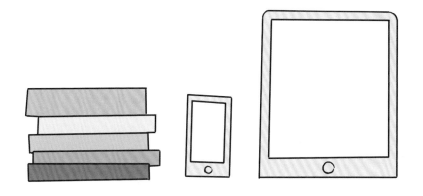

据推算，2020 年全球近视人数将达到 30 亿，

2050 年更是达到 50 亿。

这至少说明一点……

——陈医生这辈子是不会失业了。

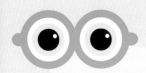
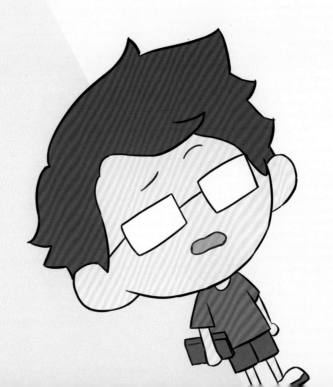

第 3 篇

近视有没有后悔药？

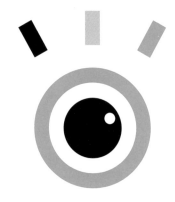

陈医生最常被
问的问题

陈医生呀！我家娃近视以后度数涨个不停！这是为什么呀，怎么办……

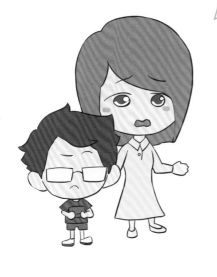

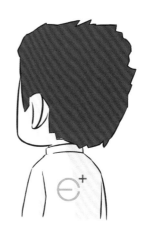

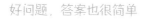

好问题，答案也很简单

人眼想要看清楚，首先必须有光线进入眼球，

并准确聚焦于视网膜。

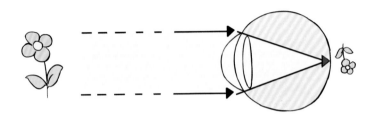

如果眼球太长，

光线就不再能汇聚于视网膜，

便形成近视。

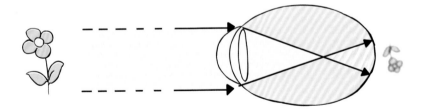

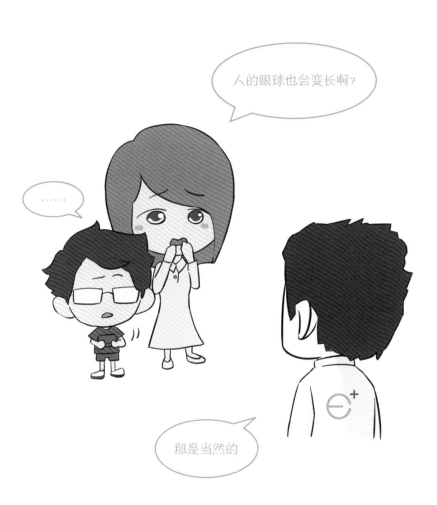

儿童身高发育的同时，腿脚变长胳膊变粗，

眼睛作为一个器官，当然也会变长。

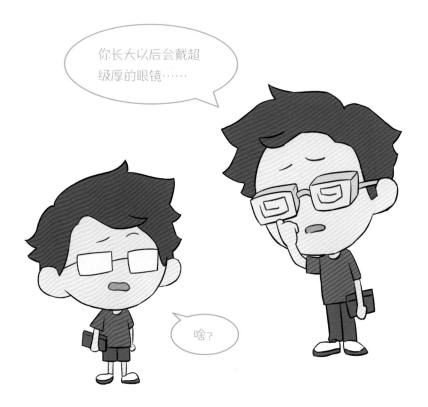

眼球越长，近视度数越深。

和长高就不会变矮一样，眼球长了就不会缩短，

因此近视只增不减。

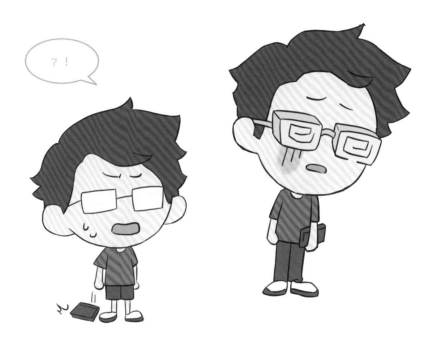

人发育到什么时候，近视度数就涨到什么时候。

一般来说，青少年近视到 12~14 岁以后增长逐渐减缓，

到 18~22 岁基本稳定。

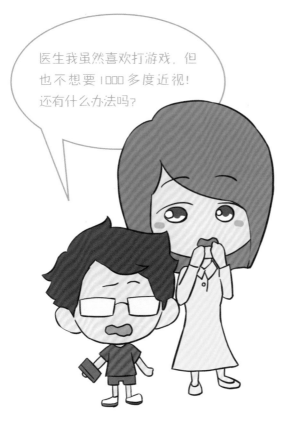

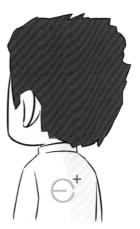

这剂药方名叫"户外活动"，

有效成分是"户外"，而非"活动"。

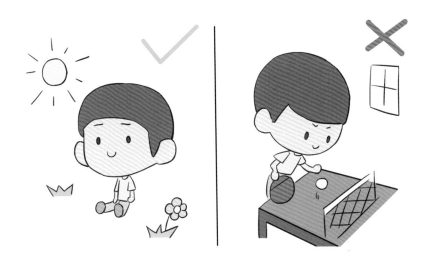

每天在户外多待 40 分钟（哪怕坐草坪上不动），

近视发病率就可以降低 9%；

每天在室内打乒乓球 2 小时，效果却不明显。

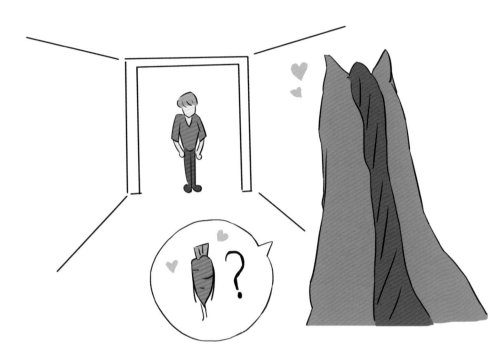

一项研究表明，

生长于马厩的马比野马更倾向于近视。

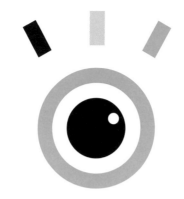

户外环境的魔力！

陈医生养过两盆水仙花:

一盆放在室内, 一盆放在室外。

放在室内的水仙花枝叶疯长却不开花,

放在阳台上枝叶亭亭玉立, 花香四溢。

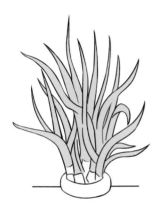 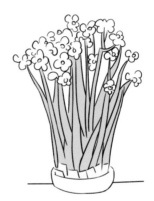

大地万物无非是在阳光下长大,

没有自然光的影响,

就会无反馈地疯长。

水仙花是这样,

眼球也一样。

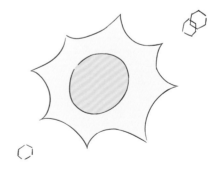

再者，户外的大部分物体都离得很远，

即使不去看它（如天空或远处的海平面），

它也会在视网膜上形成保护性离焦，

让眼球更自然发育而非过度生长。

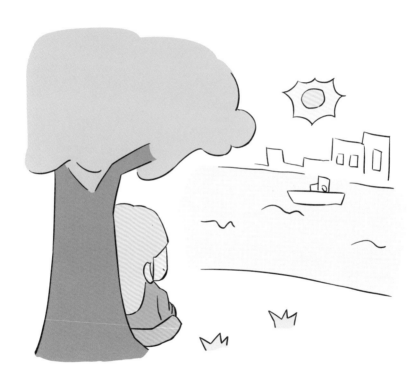

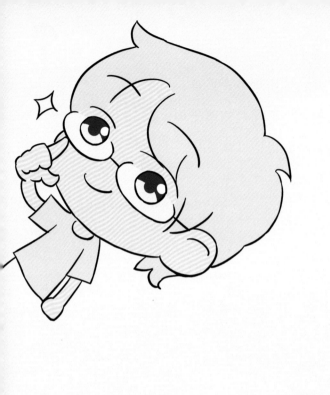

第 4 篇

散光，多大的一点事儿

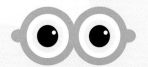

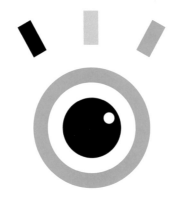

散光是什么?

闻"散光"色变的人不在少数，

但其实它一点都不可怕。

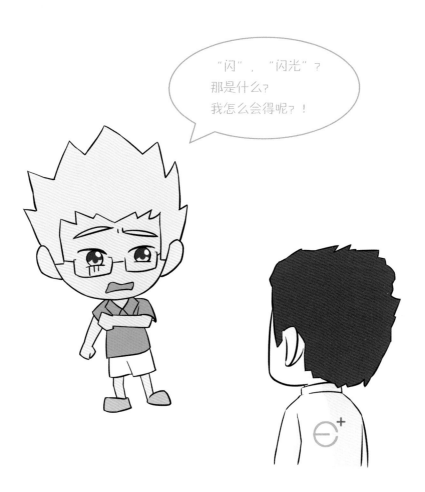

散光，顾名思义，就是"光散开了"。

光线进入一个没有散光的眼睛，

会精确聚焦在视网膜上。

有散光的眼睛，光线不能形成单一焦点，

会形成两个焦点平面。

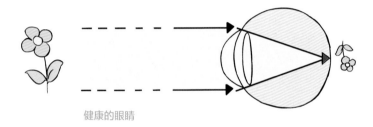

健康的眼睛

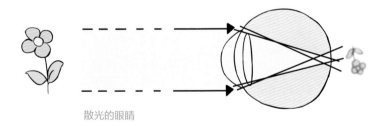

散光的眼睛

由于眼睛的大部分散光源自角膜，

角膜的形状决定了我们是否有散光。

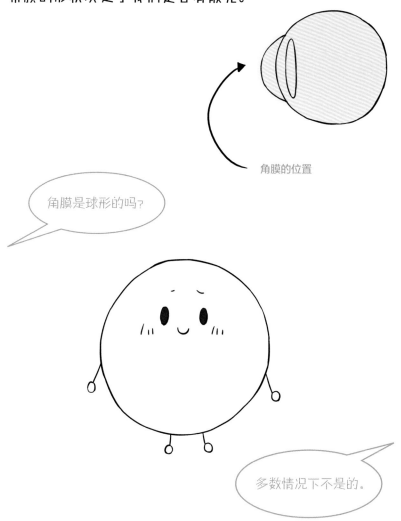

角膜的位置

角膜是球形的吗？

多数情况下不是的。

角膜的平均水平直径是 11.5mm，

垂直直径是 10.0mm，也就是说……

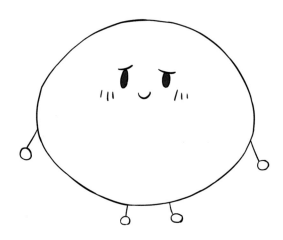

——角膜是呈椭圆形的，就像橄榄球的纵切面！

因为光线无法汇聚于一个焦点，

散光的眼睛看出去的效果是这样的：

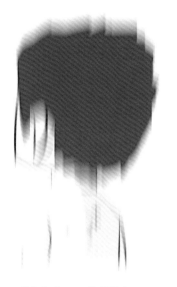

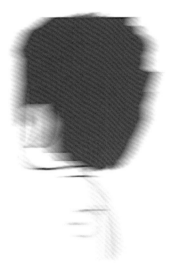

轴位在"×180"的散光　　　　　　　　　轴位在"×90"的散光

人群中完全没有散光的比例只有 10%。

在 5~17 岁的亚洲儿童中，

有 100 度以上散光的比例占 33.6%。

儿童的"橄榄球"摆放的方向是横向的；

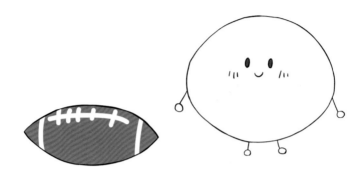

成年后，"橄榄球"的方向逐渐转变。

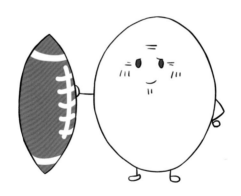

到了老年，"橄榄球"的方向变成纵向。

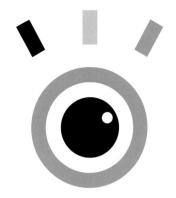

散光怎么治？

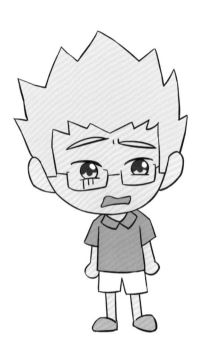

你就告诉我，
我散光了还有救吗？

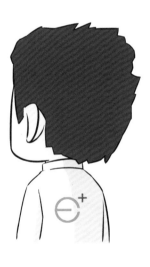

想把橄榄球形的角膜变成球形是不大可能的，所以散光不能"根治"，但有很多方法可以"矫正"它。

如果你愿意，低度散光用框架镜片就能

很好矫正（并非根治）。

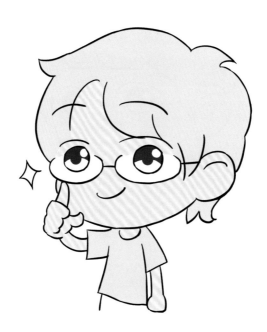

中高度散光则可以通过特殊设计的隐形
眼镜矫正，总有一款适合你。

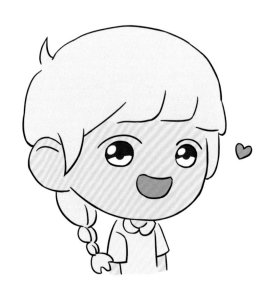

成年后，可以做角膜激光手术，
但要求患者 18 岁以上，
并且角膜的其他条件要符合。

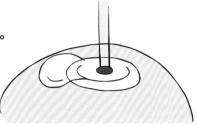

还有一点需要引起重视：散光容易遗传。

如果父母有 150 度以上的散光，

孩子在学龄前就要筛查散光，

因为未戴镜矫正的中高度散光容易引起弱视哦。

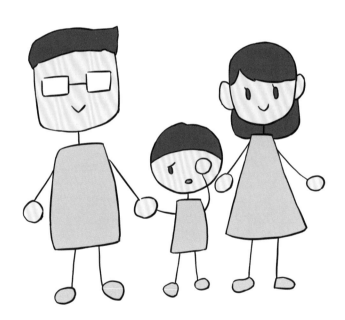

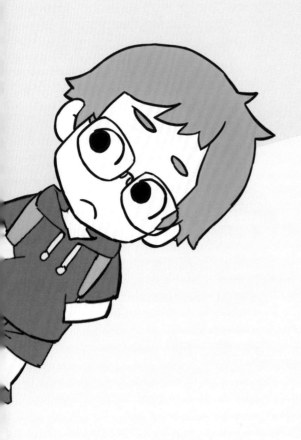

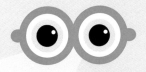

第 5 篇

有一种斜视叫妈妈觉得我斜视

很多家长都误以为自己家孩子有斜视，

但其实是误解了下面两种情况：

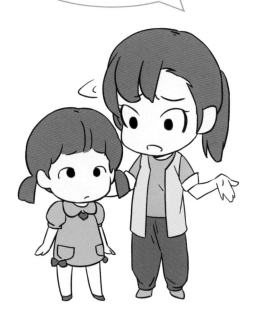

> 陈医生，别人都说我女儿
> 有斜视，你说有没有啊？

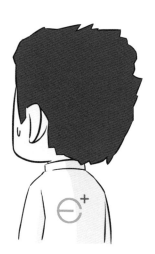

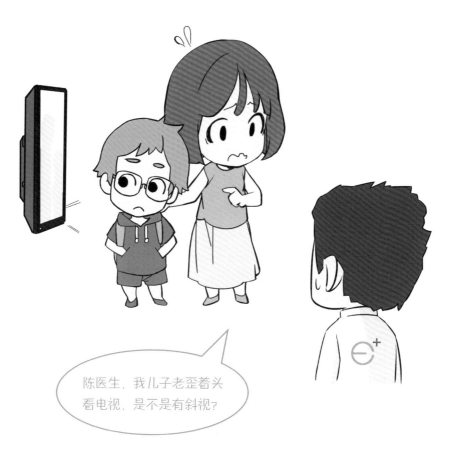

第一种情况是内眦赘皮导致的，

即鼻子旁边多了一块皮肤，

遮住了部分鼻侧结膜（眼白），显得黑眼珠靠内，

称为"假性内斜视"，亚洲人常见。

内眦赘皮有遗传倾向，父母也很可能有哦。

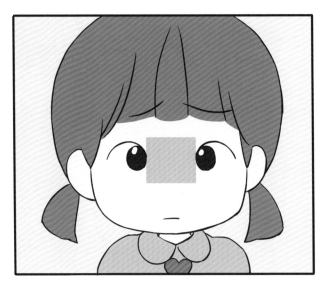

有内眦赘皮的孩子两眼距离较宽

第二种情况发生于近视进展期的儿童，

由于框架眼镜镜片中央的度数往往不及周边的度数深，

在儿童近视度数变深、但还没更换镜片之前，

通过镜片周边会看得更清楚，所以会歪头看电视，

也不能称为斜视。

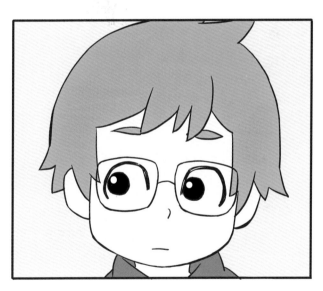

镜片周围的度数会高于中央

斜视，是指双眼不能同时注视目标。

最简单的方法就是

用手电筒照射双眼并观察眼睛的位置。

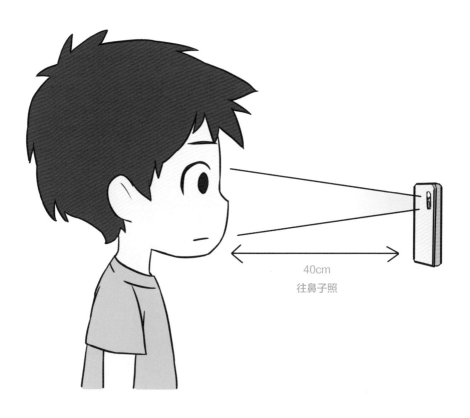

40cm

往鼻子照

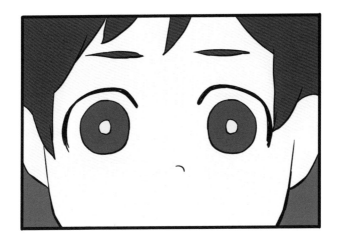

如果双侧黑眼珠（角膜）上的

反光点均非常接近角膜中央，

说明双眼视线对齐，没有斜视。

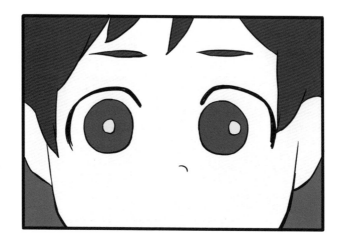

反之，如果一只眼睛的反光点在角膜中央，

另一只不在中央，就能诊断斜视。

然后可以根据反光点相对于

角膜中央的位置判断眼球偏斜方向，

诊断不同类型的斜视。

为什么会有那么多种类型的斜视呢？

眼球的运动由 6 根肌肉共同操控，

分别负责眼球的水平、垂直及旋转运动，

不同的肌肉失灵当然就导致不同类型的斜视——

斜视手术的原理也就是针对这些肌肉，减弱或加强，

把双眼的肌肉力量重新调整到平衡状态。

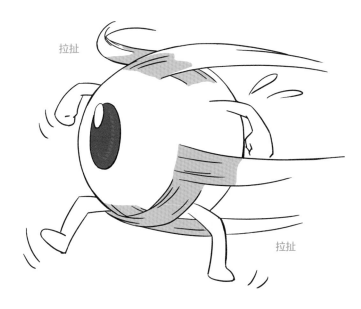

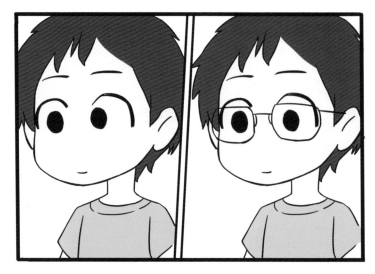

矫正前　　　　　　　　　　　矫正后

不同类型斜视的治疗方法也不一样，

比如调节性内斜视是由中、高度远视调节过强引起，

一般戴眼镜就可以矫正；

但大多数斜视类型是需要手术治疗的，要遵医嘱，

不能错过手术时机。

还有一些斜视是和全身疾病相关的，

比如糖尿病、甲状腺功能亢进、中枢神经系统疾病等，

需要针对原发病治疗。

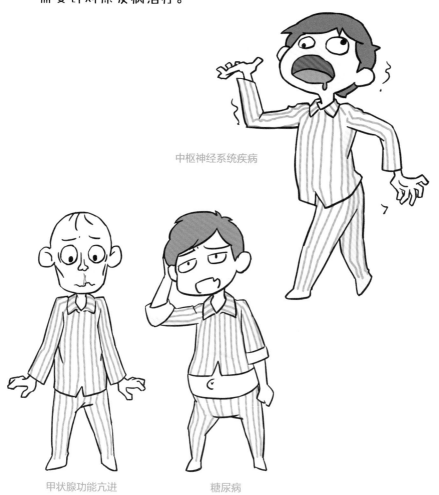

中枢神经系统疾病

甲状腺功能亢进　　　　　糖尿病

临床上常常会碰到很多的家长，

描述自家娃：

歪着头看东西啊是不是斜视了？

老是斜着眼看东西啊是不是斜视了？

眼睛太小了"丹凤眼"了是不是也斜视了？

——以上都不是！

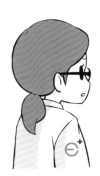

其实，你家娃也没那么
容易斜视呢！

斜视，既不是"斜着眼看"，

也不是"歪着头看"。

也就是说：

当两只眼睛对称地一起往右或者往左"斜"的时候，

它不一定是斜视。

只有一只眼睛偏左或者偏右的时候，

就要注意可能是"斜视"的情况了。

斜视的主要原因是眼内肌肉的力量不均衡，

常在儿童时期高发。

由于斜视是一种需要严谨诊断的眼科疾病，

因此如果有任何疑惑，

都请到正规的眼科医院，

听取斜视医生的专业意见哦！

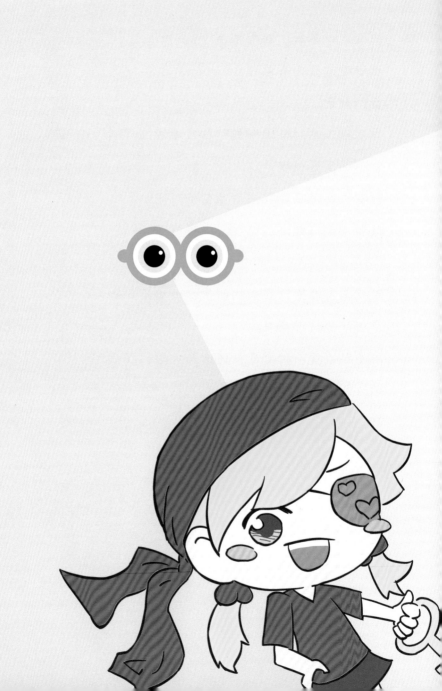

第 6 篇

我只是弱视，别再叫我独眼龙了

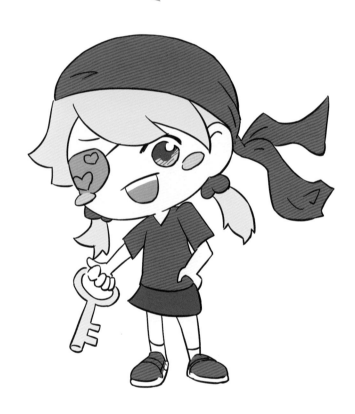

——我是在锻炼眼睛的海盗超人！

上周，眼科医生告诉我，

我"弱视"了以后要常常戴着眼罩，

变成别的小朋友口中的"独眼龙"。

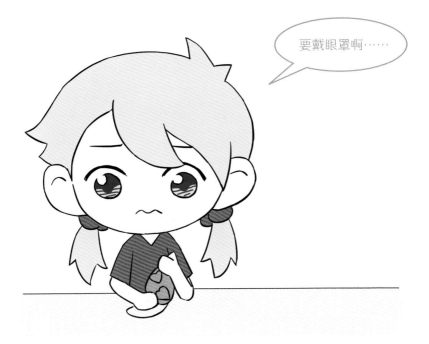

要戴眼罩啊……

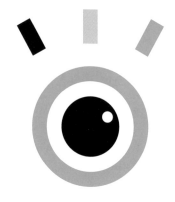

为什么要戴着
眼罩？

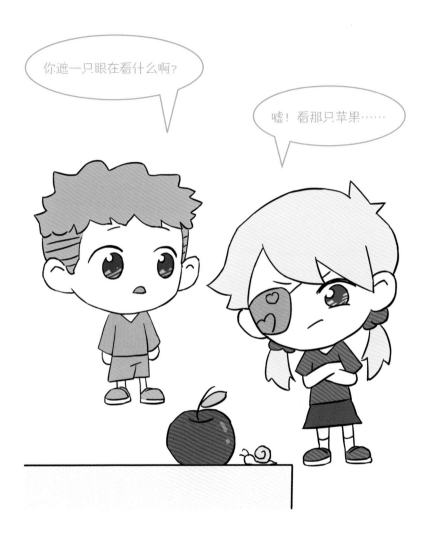

我的两只眼睛一只强，一只弱，

盖住强的那只眼睛，

让弱的那只眼睛一直看东西就能训练它。

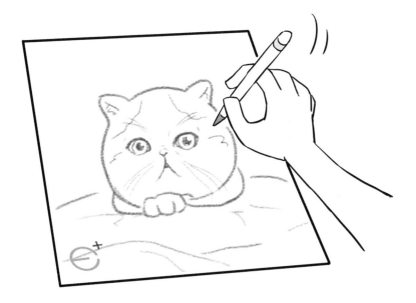

双眼就仿佛我们的双手，

如果右手能顺利画画、使用筷子等，而左手不行，

那就每天把右手"藏"（绑）起来，

而用左手画画、拿筷子……

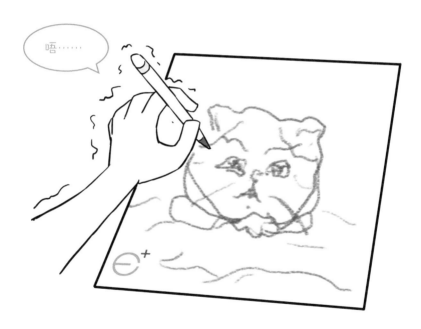

经过了几个月或者一两年的训练，

说不定用左手也可以称霸画家世界了呢！

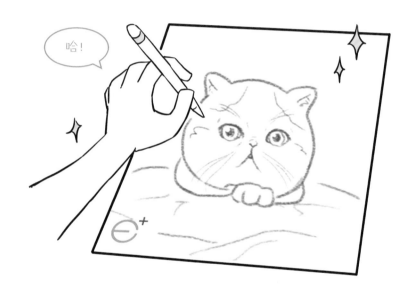

同样的，盖住了一只眼睛后，

一直让另一只眼睛每天看东西来锻炼，

它"看"的能力就越来越强，

终极目标 1.0 就会实现了哦！

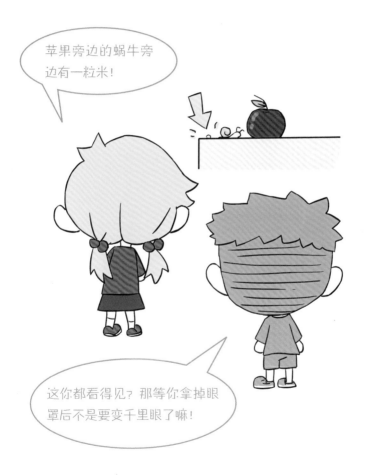

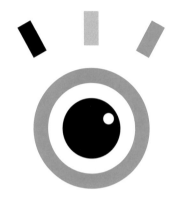

一只眼"弱"
有影响吗?

如果是双手的话，

右撇子右手写字左手还能玩玩手机，

感觉影响不大。

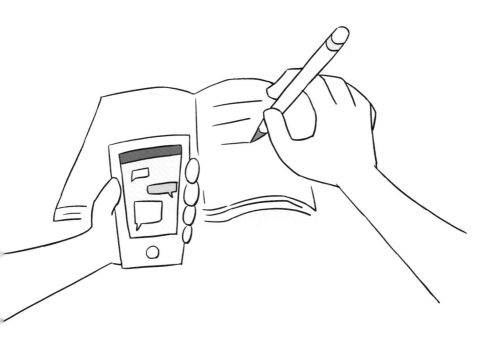

但双眼存在的最伟大功能就是"立体视",

正是因为立体视我们才能体验 3D 电影的震撼。

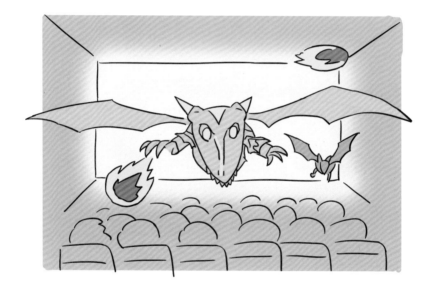

右眼和左眼的视力一样好的时候，

大脑会聪明地将两只眼睛的成像融合在一起，

形成立体的感觉。

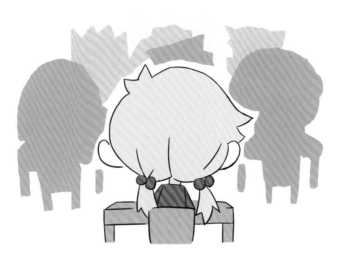

有立体视的效果

如果一只眼睛好而另一只不好，

大脑就无法融合两种像，没有了立体视。

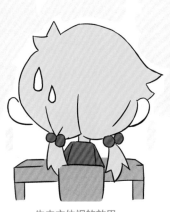

失去立体视的效果

因此，为了让两只眼睛一样好，

在双眼发育的儿童、少年时期尽早坚持，

遮盖那只"强"的眼睛，

刺激那只"弱"的眼睛的视力发育，

就是弱视治疗的根本原理哦！

所以，下次看到盖着一只眼睛的我，

请记得叫我……

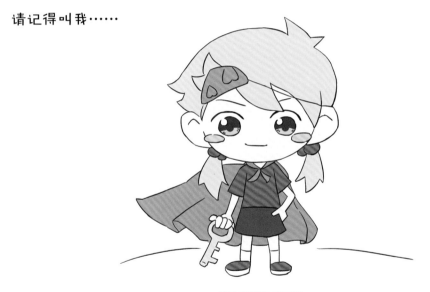

因为我真的很厉害

——打败弱视的海盗超人哦！

什么是弱视呢?

通俗地说,就是在眼睛排除了疾病,

戴上了眼镜的情况下,

6~8 周岁以上的小朋友视力仍然达不到 0.7 及以上,

就可能是弱视了。

但弱视诊断需要眼部的详细检查 + 视力的详细检查,

家长自己的主观判断是不准确的哦!

> 什么是弱视呢?
>
> 弱视了怎么办呢?
>
> 弱视的受限

弱视了怎么办呢？

尽早发现，6周岁发现就开始治疗，效果更好。

18周岁后身体发育基本结束了，视力发育也基本结束了，

这时候刺激"弱"眼发育的效果也就不好了。

遵医嘱，坚持训练！

遵医嘱，鼓励小朋友，坚持训练！！

遵医嘱，鼓励小朋友，坚持训练，让他战胜弱视成为骄

傲的超人吧！！！

弱视的受限

目前，考驾照、考公务员、考警校、考大学的某些专业，

都要求单眼视力0.8以上。

也就是说，如果弱视没有治疗好，

就开不了车，当不了警察，做不了超人了呢！

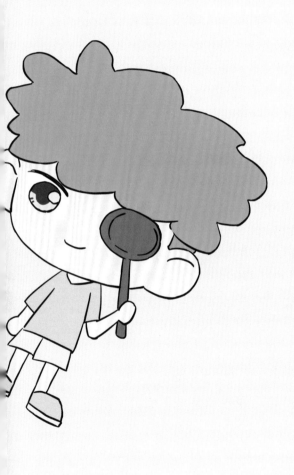

第 7 篇

别轻易给娃戴上
"弱视"的帽子

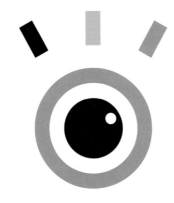

神奇的双眼

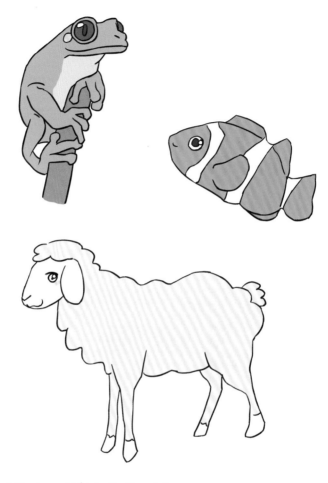

大部分动物的双眼长在头部两侧，

这样的优势是视野广，

容易找到吃的或者避免被吃掉。

而人类的双眼均位于头部前方，

双眼的视野部分重叠，

形成强烈的立体视觉。

这种感觉在看 3D 电影的时候能感觉到——

但小鸡和山羊却感觉不到。

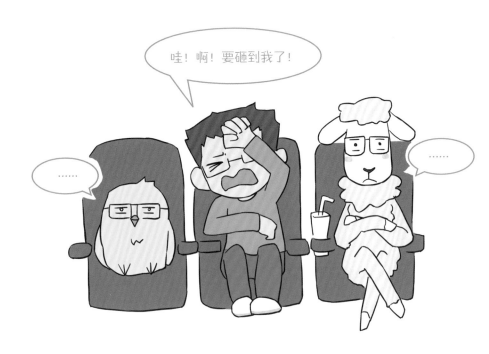

形成立体视的另一个重要前提是，

双眼视力要在同一个水平上，

而视力发育的关键期是出生至 6 岁。

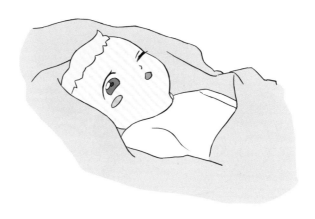

婴儿在出生 1 周后开始注视物体，

在 8 周时基本掌握注视技能，

4 个月时视网膜上的黄斑发育完成。

6 岁时基本完成视力发育和

立体视觉建立。

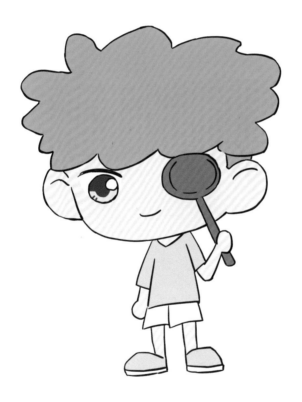

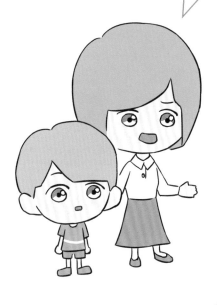

那我家 4 岁的娃幼儿园检查视力 0.6 算不算弱视呢?

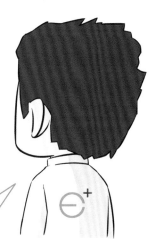

不一定哦!
要先排除高度远视、屈光参差、斜视、先天性白内障,因为这些是弱视发生的高危因素。

中华医学会和美国眼科学会最新的专家共识认为，

3~5 岁儿童矫正视力下限值为 0.5，

6~8 岁儿童矫正视力下限值为 0.7，

即排除眼病后，

儿童期视力小于 0.8 是允许的。

所以应该等待儿童视力自然发育，

切勿过早"弱视治疗"。

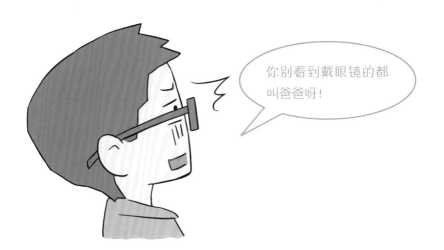

爸爸！

你别看到戴眼镜的都叫爸爸呀！

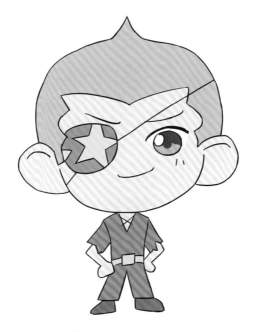

看我的海盗 COSPLAY

但值得注意的是，

弱视仍然是损害儿童及青少年单眼视力的最常见原因，

且对治疗最敏感的年龄为 6 岁以内，

做好学校视力筛查和及时就医非常重要哦！

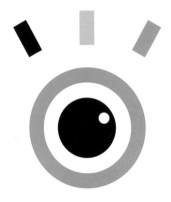

TIPS

小贴士

TIPS:

弱视常继发于以下几种情况，需要用不同的方法去处理：

1.　比如单眼远视。如果一只眼睛没有屈光不正（近视、远视或散光），另一只眼睛高度远视，那么高度远视的眼睛长期处于模糊状态，便形成弱视。远视性弱视的治疗方法从配戴眼镜开始。

2.　又比如斜视。斜视指双眼不能同时朝前方看，眼睛处于异常的位置，双眼看到的像难以融合，那只斜视角度比较大的眼就会变成弱视。斜视性弱视的最终解决方案是手术。

3.　还比如先天性白内障。正常的晶状体犹如照相机的镜头，透明而聚光，但先天性白内障儿童的晶状体混浊，光线无法聚焦视网膜，当然会形成弱视。先天性白内障弱视的解决方案是手术＋配镜＋视觉训练。视觉训练中以遮盖正常眼、只让弱视眼注视的遮盖治疗最为重要。

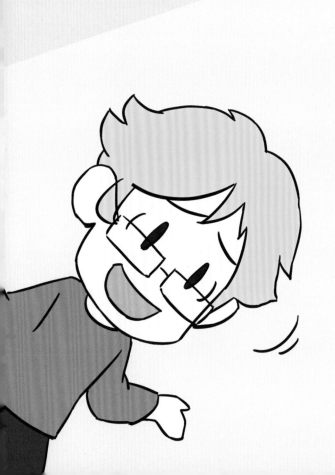

第 8 篇

不戴眼镜的远视眼就是千里眼吗？

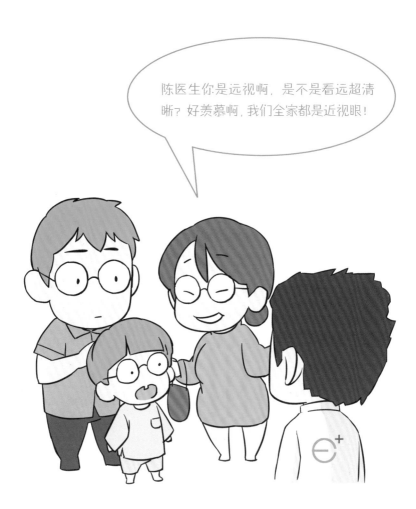

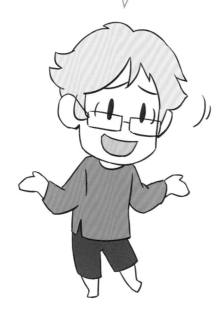

陈医生你是远视啊，远视是不是就是老花啊？幸好我是近视不会老花！

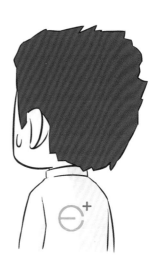

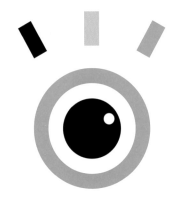

远视与视疲劳

你身边是不是有这样的人——

年轻的时候视力超好，35 岁出头开始看近疲劳，

45 岁开始看近已经看不清——

这些就是低度远视的人。

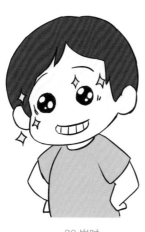

20 岁时

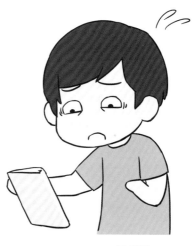

40 岁时

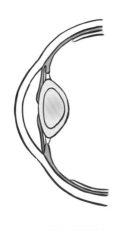

睫状肌紧绷时

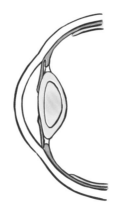

睫状肌放松时

远视的眼睛聚光力不足，

看近和看远都需要眼内一组

叫做"睫状肌"的肌肉改变晶状体形状，

增加聚光力。为了让眼睛看清楚，

这组肌肉一直处于紧绷状态，

让人产生疲劳的感觉。

"我是 150 度的低度远视，为什么也会视疲劳？"

这就比如拎一个 100 克的袋子走 100 米毫无感觉，

拎 1 公里就会开始觉得手酸，

拎 10 公里简直觉得袋子像 1 公斤一样重。

低度远视也是同样道理，只要睁眼看东西，

睫状肌就开始紧绷，久而久之就会不堪重负，

尤其当年龄超过 35 岁。

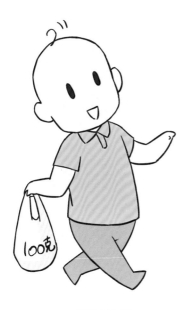

步行 100 米

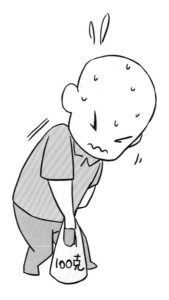

步行 10 公里

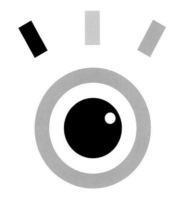

远视和老花是
两码事

没有远视、但年龄超过 40 岁的人，

晶状体弹性开始下降（但睫状肌力量大致正常），

看近聚光力不足，

需要一副正镜片（近视为负镜片）增加聚光力，

但是看远不需要任何镜片帮助就很清晰，

这种情况称为老花。

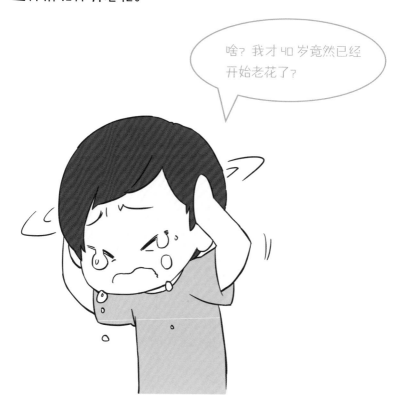

啥？我才 40 岁竟然已经开始老花了？

远视的人本来看近和看远都需要睫状肌使劲，

一过 40 岁晶状体因为逐渐硬化，更难以被睫状肌拉动，

看近聚光力更捉襟见肘，

因此需要更强的正镜片（更高度数的老花镜）

增加聚光力。

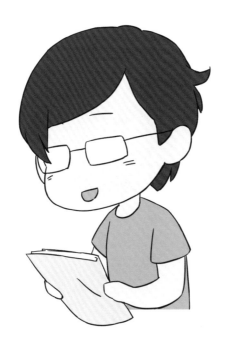

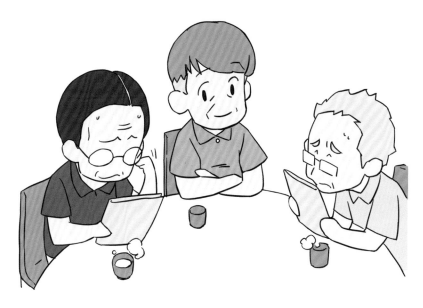

有一种情况可以一辈子不用戴老花镜也能看清近处，

即 300 度以上的近视（没有明显散光）。

当看到 50 岁的远视同龄人离开老花镜就奄奄一息的样子，

近视眼终于可以扬眉吐气一把了。

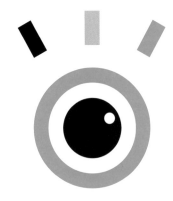

远视有没有
其他危害

如果说低度远视只会造成视疲劳，

高度远视就伴有弱视的风险。

600 度以上的远视眼一般为先天，

由于聚光力太弱，

不管看近还是看远都不清晰，

视网膜得不到足够视觉刺激，就容易发生弱视。

只要在 6 岁之前及时发现并戴镜矫正，

就有治愈弱视的机会。

因此，学龄前儿童的视力筛查很重要。

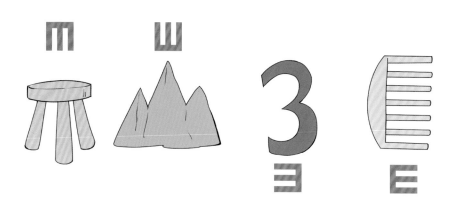

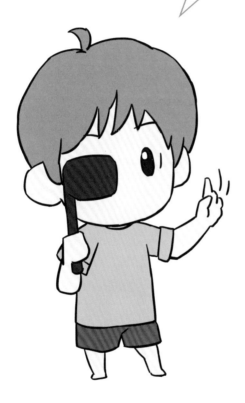

还有一些高度远视的眼球很小，

眼内的房水循环不畅，

容易发生闭角型青光眼。

有家族史的人应更加注意。

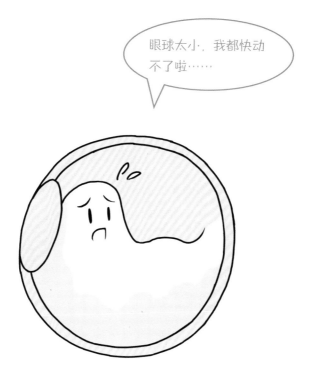

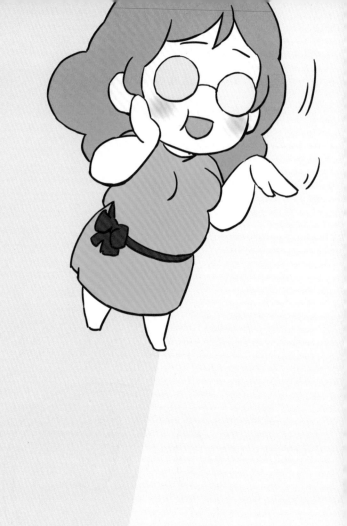

第 9 篇

三十而立，四十老花

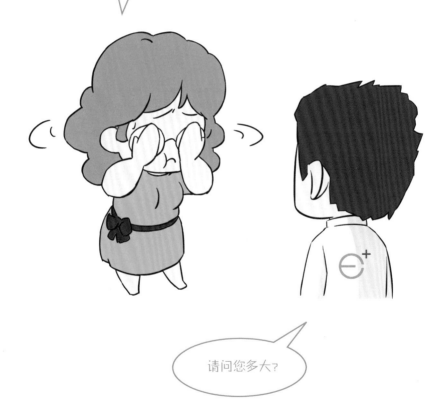

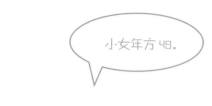

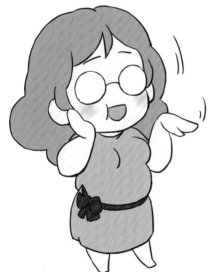

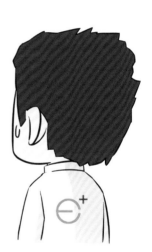

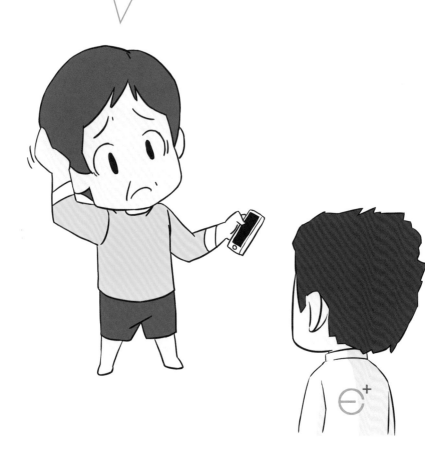

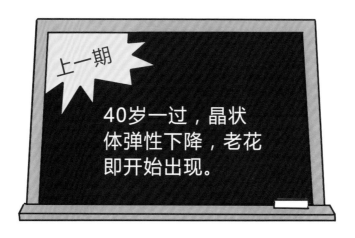

上一期

40岁一过，晶状
体弹性下降，老花
即开始出现。

俗话说，人老珠黄。

其实人还没老，珠还没黄，老花就发生了。

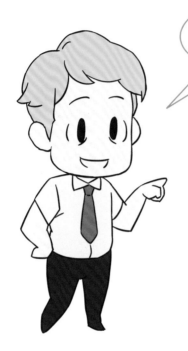

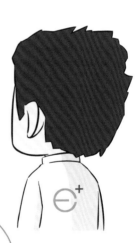

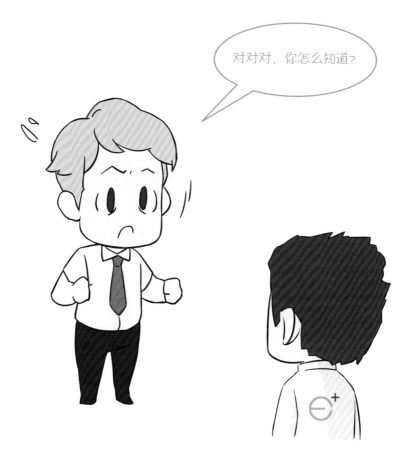

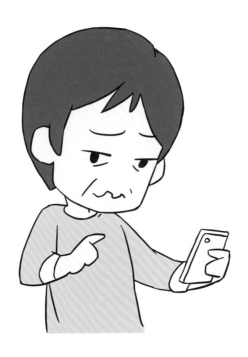

上述这些都是老花的早期症状，

提醒你要去验光配老花镜了，

不用等到看近非常吃力了才去配。

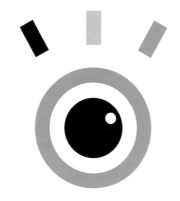

老花镜是啥？

老花镜简单来说就是一副凸透镜，

使近处物体更聚焦，

让老花的人阅读更省力，

所以又称阅读镜。

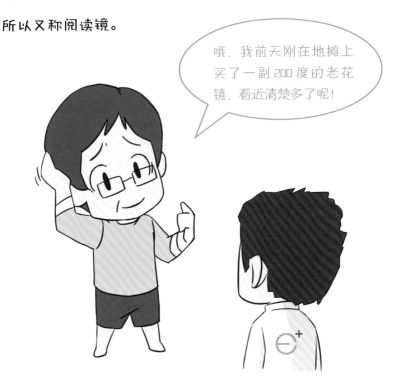

哦，我前天刚在地摊上买了一副200度的老花镜，看近清楚多了呢！

地摊老花镜只能应付紧急任务比如填写快递地址，

长时间配戴地摊老花镜阅读照样会出现视疲劳，

因为没有验光和试戴的老花镜度数都是不准确的。

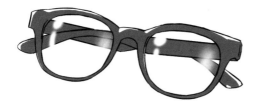

另外，老花镜要 2 年更换一副，

因为随着年龄增加，

晶状体弹性和调节力持续下降，

以 2 年为一个周期。

还有一种特殊镜片叫

渐进多焦点镜片，

一片镜片上有很多焦点，

可以同时看远和看近，

而且不容易被别人

看出是老花镜。

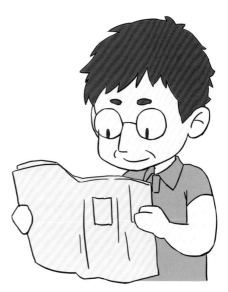

最后介绍一种终极武器：

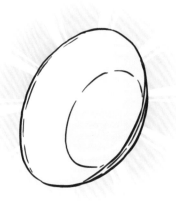

多焦点隐形眼镜！

不仅美观，而且看远看近都清晰，

特别适合长期戴隐形眼镜的人。

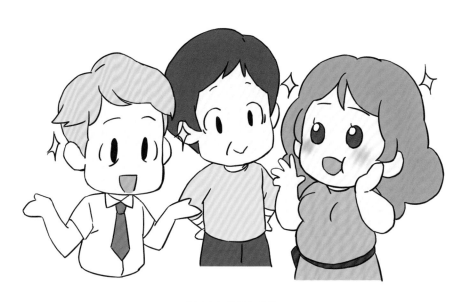

你适合怎样的老花镜？

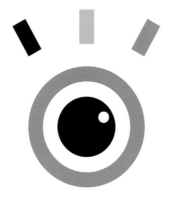

TIPS

小贴士

TiPS:

你适合怎样的老花镜?

如果你平时近距离工作不多，只在看手机、平板电脑或看报纸时用，那么传统的单光老花镜最合适，舒适度高，适应期短，物美价廉。需要再次提醒的是：地摊上能买到的老花镜是左右固定度数的眼镜，而每个人的左右眼度数几乎都不同，因此老花镜也要通过正规验配哦。

如果你平时因为职业关系，视力需要频繁在远/近距离之间切换，比如医生、教师、律师、办公人士等，那么渐进多焦点镜片更合适：省去脱/戴镜片的麻烦，一副眼镜搞定远中近距离。需要提醒的是，这种眼镜适应期较长，初始使用时通过镜片旁中央视物会产生畸变的感觉，对验配人员的技术要求也更高。通过准确验配和指导使用后，渐进多焦点镜的优势就能完美呈现了。

如果你是事业型女性，并长期适应戴隐形眼镜，那么多焦点隐形眼镜值得尝试。这种镜片的特殊设计可以模拟出同时看远和看近的光学效果，并根据年龄和老花程度高度个性化。

如果以上选择你觉得都不合适，还可以考虑激光手术。目前的激光手术以矫正远视力为主，但可以通过切削区光学设计模拟出一定程度老花矫正的效果，但效果有待进一步观察。

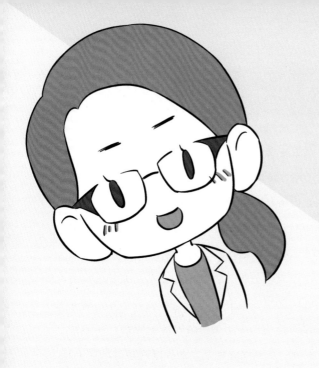

第 10 篇

"假性近视"，了解一下

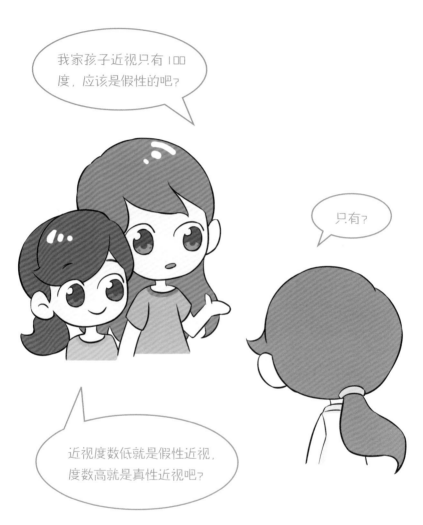

很多人提到的"假性近视"，到底是什么意思？

是不是注意用眼就会好转？

是不是假性久了就会变真性呢？

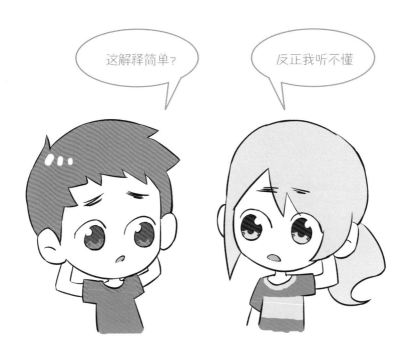

"假性近视"，简单的解释，就是

"睫状肌的调节痉挛"。

先别急，我们先来打个比方：

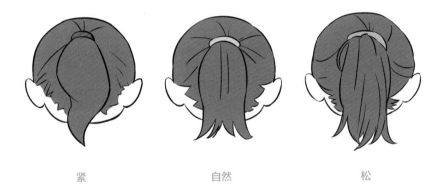

紧 　　　　　 自然 　　　　　 松

我们把扎头发的皮筋，

比作眼内的睫状肌，

被捆绑的黑色头发比作我们的瞳孔或用眼状态。

睫状肌影响着晶状体，

晶状体能影响着近视度数。

因此， 睫状肌过度紧张时（皮筋过紧的状态）

出现的暂时的轻微近视就是"假性近视"了。

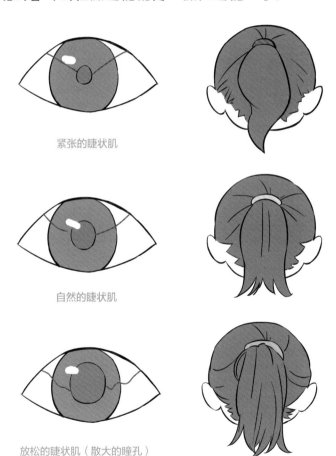

紧张的睫状肌

自然的睫状肌

放松的睫状肌（散大的瞳孔）

假性近视是可逆的，所以被大家叫做"假性"，

睫状肌放松了，皮筋放松了，

"假性"这部分的度数就降低了。

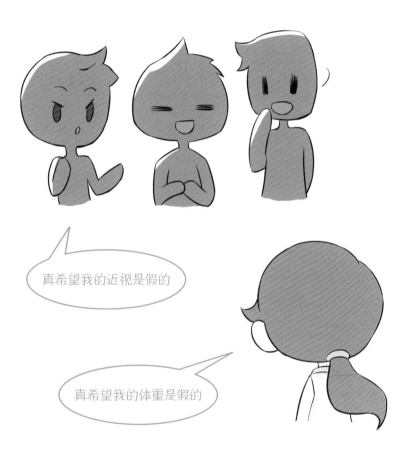

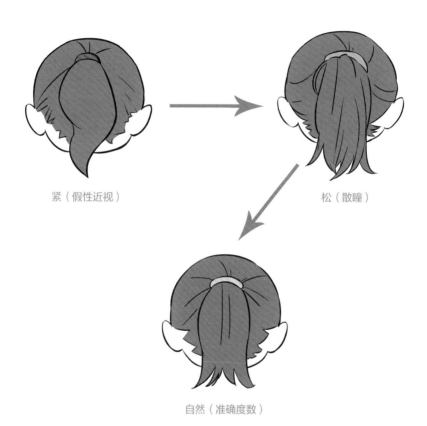

紧（假性近视） 松（散瞳）

自然（准确度数）

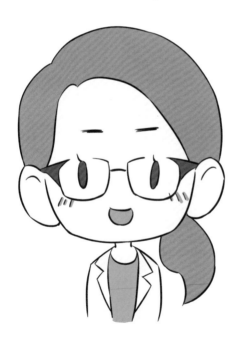

因此针对"假性近视",
要做的只有一件事：放松

方法有二：散瞳、雾视法综合验光

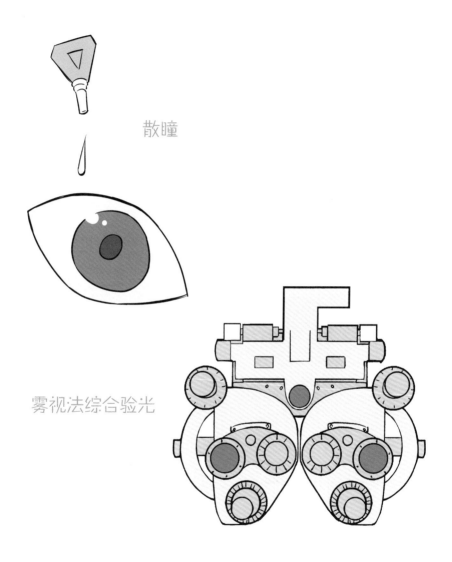

散瞳

雾视法综合验光

我们通常说的"散瞳"，

就是使用眼药水，

强制放松睫状肌这根皮筋，

让我们的头发（瞳孔）处于松开的状态，

散开瞳孔，

这样可以看到头发（瞳孔）里面（眼底）的情况，

也可以得到一个最放松状态的屈光参数。

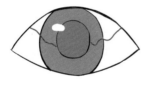

放松的睫状肌（散大的瞳孔）

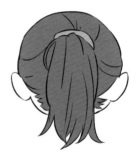

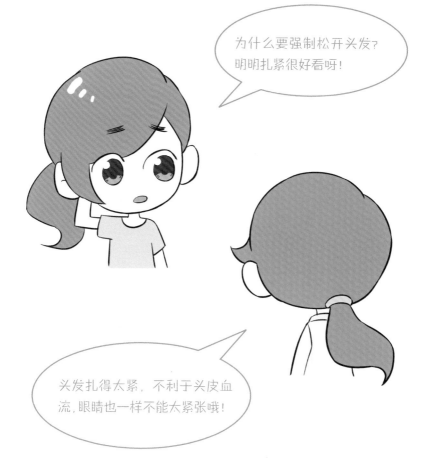

如果出现了"假性近视"，

放松后，肌肉恢复的正常状态，

才是最自然准确的。

怎么知道自己的近视是不是"假性"的呢?

1. 刚发生的近视

2. 近视度数在短期内突然增加很多

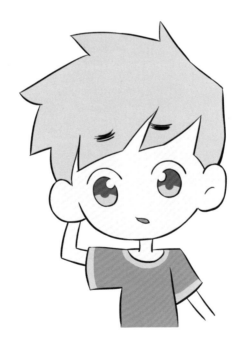

如果是以上两种情况，

有可能会是"假性近视"的情况，

利用"散瞳"或者"雾视法验光"就可以鉴别筛查，

不需要做所谓的"视觉训练"的。

但其实"假性近视"的比例是很很很很低的。

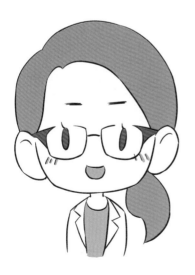

那我都戴了10年眼镜了，会不会是假了10年的近视？

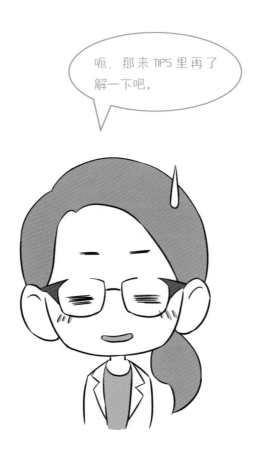

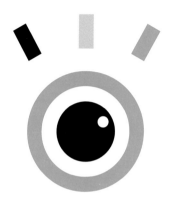

TIPS

小贴士

TiPS:

1. 大家最多的疑问："假性近视戴了眼镜是不是就变真性的了？""那假性近视到底要不要先戴眼镜？""近视很多年了还会有假性近视吗？"。面对这些问题，我们需要先了解漫画中说明的原理，掌握了原理，问题自然迎刃而解了。

2. 既然"假性近视"是睫状肌的问题引起的，所以放松了、麻痹了睫状肌，假性近视就消失了。相反，放松了后还一直存在的近视，就是所谓的真性近视了。

3. "假性近视"戴眼镜戴久了就变成真性的了——这种情况的误解是因为：假性近视本身就更多地存在于初发的近视，初发的近视本身度数就会越来越高。

4. 如果真的担心有"假性近视"的可能，那么在刚开始发现近视的时候，就应该先用上述两种方法检查、筛查，再配戴眼镜。

看完了十篇小故事，是不是意犹未尽……
等等，
E+E 学院还有一些超实用的护眼小绝招
快拿小本子记下来吧

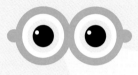

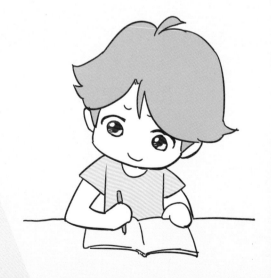

化学药品、香水、发胶等不慎入眼，
立即用大量纯净水冲洗眼睛 15 分钟。

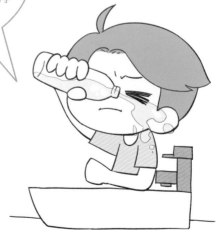

睁开眼睛，
边转动眼球边冲洗，然后
立即去医院。
（如果身边实在没有纯净
水，就用自来水吧）

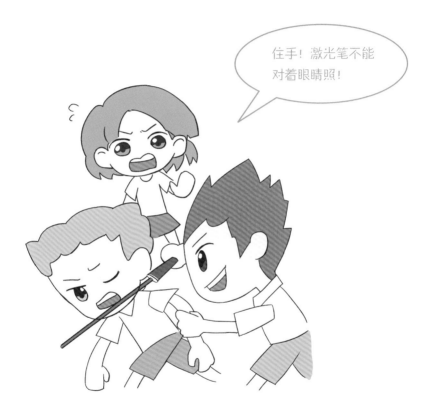

不要被高能激光笔直射眼睛，

眼底出血会致盲哦！

看电视的距离 = 电视尺寸（对角线 cm）× 3

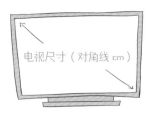

电视尺寸（对角线 cm）

比如：55 寸的电视，对角线为 140cm，

看电视距离为 140cm × 3 = 420cm，

也就是 4 米 2 以外的距离看电视哦！

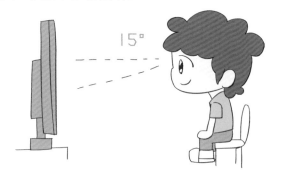

15°

另外，

面对电视画面要在 30 度以内的方位观赏，

电视画面高度维持比两眼平视略低 15 度位置。

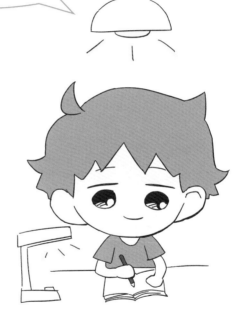

夜间看书写字，最好开两处灯

一处头顶室内大灯；

一处在桌上：桌间灯光 60W 左右，

以减轻眼睛疲劳。

咦？活捉一只乱入的大美工（双手叉腰观察中）

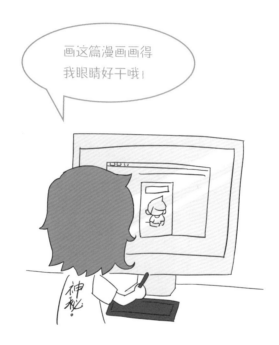

看电脑看书看手机等的持续用眼时间最好控制在 30 分钟以内，研究表明用眼超过 30 分钟后出现近视增加和用眼疲劳的几率高很多哟！

户外自然光是对眼睛发育很好的良药哦！

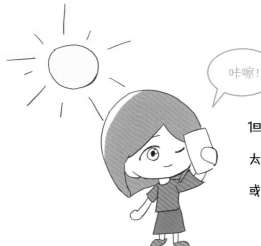

咔嚓！

但是切记不要在直射的
太阳光下看书，
或者看手机也一样的！

...

因为手机屏幕没有太阳光亮的
时候会看不清……

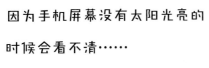

哈哈哈哈哈哈哈哈哈哈哈哈哈哈

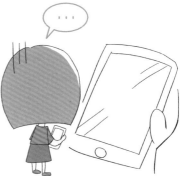

作者简介

陈志

复旦大学附属眼耳鼻喉科医院眼科医师，国际角膜塑形镜与近视控制学会资深会员，中国眼视光英才计划"明日之星"，复旦大学和美国加州大学伯克利分校联合培养博士。

马轶

温州医科大学附属眼视光医院视光医师，视联眼视光（上海）文化传播有限公司 E 加 E 学院联合创始人。本系列丛书主要策划人，内容编辑，擅长将医学说成故事。

赵珮吟

赵珮吟（Penny Chao）：神秘大美工。毕业于伦敦艺术大学，互联网产品设计师，擅长漫画脚本写作和绘画。现任职于明月镜片集团。

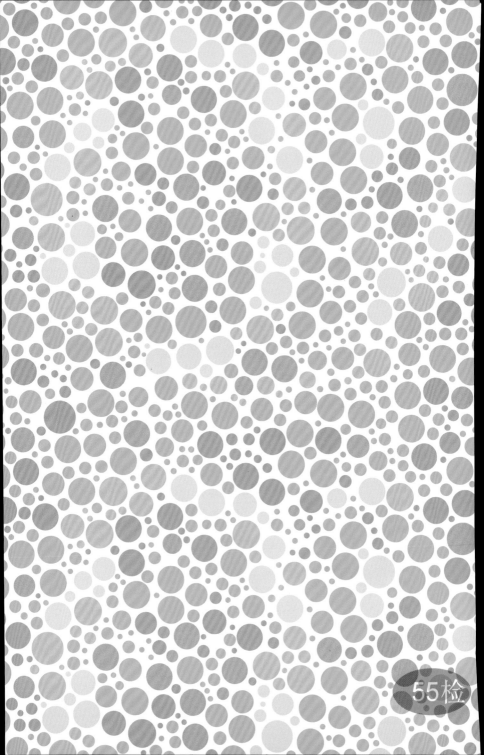